BEI GRIN MACHT SICH IHR
WISSEN BEZAHLT

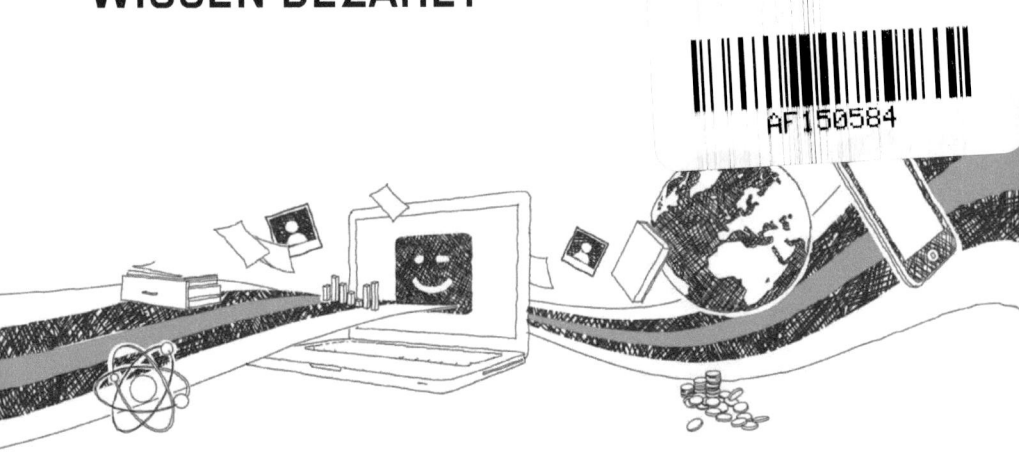

- Wir veröffentlichen Ihre Hausarbeit,
  Bachelor- und Masterarbeit

- Ihr eigenes eBook und Buch -
  weltweit in allen wichtigen Shops

- Verdienen Sie an jedem Verkauf

Jetzt bei www.GRIN.com hochladen
und kostenlos publizieren

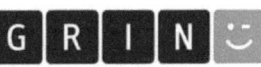

Bibliografische Information der Deutschen Nationalbibliothek:

Die Deutsche Bibliothek verzeichnet diese Publikation in der Deutschen National-bibliografie; detaillierte bibliografische Daten sind im Internet über http://dnb.d-nb.de/ abrufbar.

Impressum:

Copyright © 2015 GRIN Verlag, Open Publishing GmbH
Druck und Bindung: Books on Demand GmbH, Norderstedt Germany
ISBN: 9783668347144

Dieses Buch bei GRIN:

http://www.grin.com/de/e-book/344967/das-nebeneinander-der-gesetzlichen-krankenversicherung-gkv-und-der-privaten

Rubi Mauer

Das Nebeneinander der gesetzlichen Krankenversicherung (GKV) und der privaten Krankenversicherung (PKV). Fairer Wettbewerb oder Risikoselektion?

GRIN Verlag

GRIN - Your knowledge has value

Der GRIN Verlag publiziert seit 1998 wissenschaftliche Arbeiten von Studenten, Hochschullehrern und anderen Akademikern als eBook und gedrucktes Buch. Die Verlagswebsite www.grin.com ist die ideale Plattform zur Veröffentlichung von Hausarbeiten, Abschlussarbeiten, wissenschaftlichen Aufsätzen, Dissertationen und Fachbüchern.

Besuchen Sie uns im Internet:

http://www.grin.com/

http://www.facebook.com/grincom

http://www.twitter.com/grin_com

Hausarbeit

Thema 1

Das Nebeneinander der gesetzlichen Krankenversicherung (GKV) und der privaten Krankenversicherung (PKV) – Fairer Wettbewerb oder Risikoselektion?

Per Post aufgegeben am 10.10.2015
SRH Fernhochschule Riedlingen

Kompetenzfeld II – Bezugswissenschaften
Modul: Angebotsstrukturen im Gesundheitssektor
Studiengang: Prävention und Gesundheitspsychologie

Studiengang: Prävention und Gesundheitspsychologie

Inhaltsverzeichnis

Abkürzungsverzeichnis

ca.- circa

d.h.- das heißt

DMP- Desease Management Programm

GKV- gesetzliche Krankenversicherung

i.d.R.- in der Regel

PKV- private Krankenversicherung

u. U.- unter Umständen

Abbildungsverzeichnis

Tabellenverzeichnis

1 Einleitung

Diese Hausarbeit beschäftigt sich mit dem Nebeneinander der gesetzlichen und privaten Krankenversicherung und der Frage, ob ein fairer Wettbewerb oder eine Risikoselektion stattfindet. Unter Heranziehung geeigneter Literatur und statistischer Daten werden wesentliche Unterschiede der beiden Versicherungsformen dargestellt. Es werden Fragen nach Wahlmöglichkeiten auf dem segmentierten Versicherungsmarkt, der Bedeutung der Familienversicherung in diesem Kontext und nach den Gestaltungsmöglichkeiten zur Leistungs- und Ausgabensteuerung beantwortet. Weiterhin wird untersucht, ob das Einkommen oder die Morbidität Selektionskriterien sind. Anschließend findet sich die Beurteilung der Versicherten der gesetzlichen und privaten Krankenversicherung. Im Ausblick werden verschiedene Ansätze aufgezeigt, gleichzeitig wird die derzeitige Tendenz festgestellt.

2 Unterschiede und Gemeinsamkeiten zwischen GKV und PKV

Die Gemeinsamkeiten aller Krankenkassen bestehen in der Erstattung von Kosten und der Erhaltung, Wiederherstellung oder Verbesserung des Gesundheitszustandes des Versicherten. Weiterhin müssen alle Leistungen von Krankenkassen dem gesetzlichen Leistungskatalog grundlegend entsprechen.[1] Damit nimmt der deutsche Sozialstaat seine Verantwortung auch für privat versicherte Bürger wahr, indem er mit einem Basistarif[2] für einen Mindeststandard im Bereich der Krankenversicherungen sorgt.[3] Die GKV (Sammelbegriff für alle gesetzlichen Krankenversicherungen und im Folgenden so genannt) richtet sich nach dem Solidaritätsprinzip[4]. Die finanzielle Leistungsfähigkeit des Versicherten wird beachtet, d.h. der Beitrag richtet sich nach einem bestimmten Prozentsatz des Arbeitsentgeltes. So findet auch ein Ausgleich zwischen besser und schlechter verdienenden Versicherten statt. Bei der PKV (Sammelbegriff für alle privaten Krankenversicherungen und im Folgenden so genannt) gilt das Äquivalenzprinzip[5]. Die Beiträge richten sich äquivalent nach individuellen Risikofaktoren sowie dem Selbstbehalt. Die GKV ist verpflichtet, fast jeden Versicherungsnehmer aufzunehmen. Die PKV hingegen darf Bedingungen stellen, hat keine Pflichtversicherten und darf Anträge auch ablehnen. Beide Versicherungsarten unterscheiden sich durch Prinzipien, nach denen sie arbeiten. Die GKV agiert nach dem Sachleistungsprinzip[6]. Erbrachte Leistungen werden mit dem jeweiligen Leistungserbringer abgerechnet. Die PKV arbeitet nach dem Kostenerstattungsprinzip[7], erstattet also rückwirkend die entstandenen Kosten für den Versicherungsnehmer. Letzterer ist Vertragspartner des Arztes und stimmt die Leistungen mit ihm ab. Der Versicherungsnehmer ist allerdings dann zahlungspflichtig, wenn die PKV die Kostenübernahme ablehnt. Diese und weitere

---

[1] Vgl. Wassmann, H.: 2013, S. 41.
[2] AOK Bundesverband, URL: http://www.aok-bv.de/lexikon/b/index_00227.html (zuletzt abgerufen am 23.09.2015).
[3] Vgl. Wassmann, H.: 2013S.13.
[4] AOK Bundesverband, URL: http://www.aok-bv.de/politik/reformaktuell/reformglossar/index_00677.html. (zuletzt abgerufen am 23.09.2015).
[5] AOK Bundesverband, URL: http://www.aok-bv.de/lexikon/a/index_00034.html (zuletzt abgerufen am 23.09.2015).
[6] Bundeszentrale für politische Bildung, URL: http://www.bpb.de/politik/innenpolitik/gesundheitspolitik/72530/sachleistungsprinzip?p=all (zuletzt abgerufen am 23.09.2015).
[7] Bundeszentrale für politische Bildung, URL: http://www.bpb.de/politik/innenpolitik/gesundheitspolitik/169799/kostenerstattungsprinzip (zuletzt abgerufen am 23.09.2015).

Unterschiede beider Versicherungsarten werden nachfolgend auch in tabellarischer Form dargestellt.

2.1 Allgemeine Leistungen

Die GKV bietet einen umfassenden Schutz im Krankheitsfall. Es gilt das Bedarfsdeckungsprinzip. Aus Sicht der Versicherten besteht ein gesetzlicher Anspruch auf medizinisch notwendige Leistungen. Bei der Leistungserbringung müssen der aktuelle medizinische Stand, sowie Notwendigkeit und Wirtschaftlichkeit berücksichtigt werden.[8] Versicherte der GKV können private Zusatzversicherungen für einzelne Leistungsarten abschließen. Dazu zählen beispielsweise die Wahlleistungen „Unterkunft" (Unterbringung im Ein- oder Zweibettzimmer) und „Arzt" (Chefarztbehandlung).[9] Die Hauptversicherungsart der PKV ist allerdings die Krankheitsvollversicherung, welche anstatt der GKV und nicht als Ergänzung genutzt wird. Nur bestimmte Personengruppen wie Selbständige, Freiberufler und Personen mit einem Einkommen oberhalb der Versicherungspflichtgrenze können sich privat versichern. Auch die Versicherung von Beamten, als beihilfeberechtigte Personen, zählen zu den Krankheitsvollversicherungen. Ende 2013 hatten 10,84% der Bevölkerung eine private Vollversicherung. Der Anteil an den gesamten Beitragseinnahmen betrug 71,66%.[10]

---

[8] Vgl. §§ 2, 11 und 12 SGB V (Stand 26.09.2015).
[9] Vgl. Wassmann, H.: 2013, S. 37.
[10] Vgl. Zahlenbericht der privaten Krankenversicherung 2013, S. 27.

3

GKV	PKV
wichtigste Institution für soziale Sicherung im Krankheitsfall, Solidaritätsprinzip	Leistungen nach dem Äquivalenzprinzip
Leistungsanspruch: nach Einkommen und Bedarf	Leistungsanspruch: nach individuellen Risikofaktoren und demografischen Daten
das Sozialgesetzbuch V regelt allgemein geltende Leistungen und Zuzahlungen	Leistungen können individuell zusammengestellt werden
Der Gesetzgeber kann Rahmenbedingungen und Leistungskataloge ändern/modifizieren	Leistungen werden vertraglich verbindlich vereinbart
Beitrag: prozentual je nach Bruttoeinkommen	Beitrag: je nach gewählten Leistungen
Versicherungsschutz für jeden Antragsteller	wählt Mitglieder aus, kann Antrag ablehnen
Sachleistungsprinzip	Kostenerstattungsprinzip
Familienmitglieder können u.U. mitversichert werden	Nur ein Vertrag pro versicherter Person möglich

Tabelle 1: allgemeine Leistungen von GKV und PKV[11]

2.2 Ambulante Leistungen

Die GKV schließt Verträge mit Leistungserbringern ab, da sie medizinisch notwendige Leistungen zwar gewähren muss, aber nicht selbst erbringen kann. Für die ambulante ärztliche Versorgung ist ein Gesamtvertrag mit der kassenärztlichen Vereinigung im Wohnbezirk des Versicherten notwendig. Im Gesamtvertrag wird sowohl die ambulante ärztliche Versorgung als auch die Vergütung durch die Krankenkasse verpflichtend festgehalten. Mit dem GKV-Versorgungsstrukturgesetz wurde das bestehende Vergütungssystem flexibilisiert. So kann regionalen Besonderheiten begegnet werden. Ländliche und strukturschwache Gebiete sind somit besser versorgt.[12] Die PKV zieht zur Berechnung die jeweilige Gebührenordnung des Leistungsbereiches heran. Die Gebührenordnung für Ärzte (GOÄ) ist Grundlage für die Berechnung der ambulanten ärztlichen Behandlung.[13] Bei größeren Eingriffen mit höheren Kosten klären Arzt und Versicherung mittels eines Kostenvoranschlags die Modalitäten, wobei der Versicherte der direkte

---

[11] http://www.vergleich.de/informationen/versicherung/krankenversicherungen/private-krankenversicherungen/gkv-pkv-unterschiede.html (zuletzt abgerufen am 23.09.2015).
[12] Vgl. Bundesgesundheitsministerium, URL: http://www.bmg.bund.de/themen/krankenversicherung/ambulante-versorgung/aerztliche-verguetung.html (zuletzt abgerufen am 23.09.15).
[13] Vgl. Gebührenordnung für Ärzte (GOÄ), URL: ww.pkv.de/service/rechtsquellen/gesetze-und-verordnungen/gebuehrenordnung-fuer-aerzte-goae.pdf (zuletzt abgerufen am 23.09.15).

Vertragspartner des Arztes bleibt. Er muss entweder Honorar-Verhandlungen mit dem Arzt führen oder die Differenz begleichen.[14]

GKV	PKV
freie Arztwahl, jedoch nur unter Vertragsärzten	freie Arztwahl, auch Privatarzt oder Heilpraktiker
Heilpraktikerleistungen: i.d.R. nicht übernommen	Heilpraktikerleistungen: je nach Tarif enthalten
Grundversorgung, kostengünstigste Angebote	Basistarif vergleichbar mit Grundversorgung der GKV, Zusatzleistungen je nach Tarif möglich
Gesundheitszuschüsse, Zusatzprogramme und Boni werden angeboten	Zuschüsse in jeder PKV anders und abhängig von Tarif und Bedarf

Tabelle 2: ambulante Leistungen von GKV und PKV[15]

2.3 Stationäre Leistungen

Die stationäre Behandlung ist nachrangig gegenüber anderen, kostengünstigeren Behandlungsformen. Nach geprüfter Notwendigkeit und gegen Vorlage einer ärztlichen Überweisung (ausgenommen sind Notfälle) haben GKV-Versicherte einen gesetzlichen Anspruch auf eine vollstationäre Krankenhausbehandlung.[16] Zur Versorgung zugelassen sind Plankrankenhäuser, Hochschulkliniken und Vertragskrankenhäuser. Die Krankenhäuser übernehmen einen Versorgungsvertrag für eine bestimmte Versorgungsregion und spezielle medizinische Fachgebiete. In diesem Rahmen sind sie zur Leistungserbringung verpflichtet und erhalten Anspruch auf Entgelte durch die Krankenkasse.[17] Mit dem Krankenhausfinanzierungsgesetz (KHG) wurde in Deutschland eine dualistische Krankenhausfinanzierung eingeführt. Investitionskosten der Plankrankenhäuser sind Sache der Länder und werden aus Steuermitteln finanziert. Die Betriebskosten übernimmt (beitragsfinanziert) die Krankenkasse. Die Versicherten tragen durch tagesbezogene Zuzahlungen direkt zur

---

[14] Vgl. Wassmann, H.: 2013, S. 40.
[15] Vgl.: Gesellschaft für Verbraucherinformation, URL:
http://www.vergleich.de/informationen/versicherung/krankenversicherungen/private-krankenversicherungen/gkv-pkv-leistungen.html (zuletzt abgerufen am 23.09.2015).
[16] Bundeszentrale für politische Bildung, URL:
http://www.bpb.de/politik/innenpolitik/gesundheitspolitik/72646/strukturen-und-inanspruchnahme?p=0 (zuletzt abgerufen am 23.09.2015).
[17] Vgl. Wassmann, H.: 2013, S. 88.

Finanzierung bei. Um die Wirtschaftlichkeit weiter zu steigern, wurde durch das GKV-Gesundheitsreformgesetz 2000 ab 2003 vorgesehen, ein leistungsorientiertes und pauschalisierendes Vergütungssystem einzuführen.[18] Das Entgeltsystem wurde auf ein DRG-Fallpauschalensystem umgestellt. Im Mittelpunkt der jährlichen Budgetverhandlungen steht die Vereinbarung von Fallzahlen für einzelne Fallgruppen. Dafür existiert ein bundesweit geltender Fallpauschalenkatalog.[19] Für die PKV gelten die jeweiligen tariflichen Vereinbarungen.

GKV	PKV
Ausschließlich im Umfang der Regelleistung	Zusätzliche Leistungen im Vertrag vereinbar
Einweisung in nächstgelegenes Krankenhaus wird angestrebt, ist nicht verpflichtend (außer, wenn in Verordnung angegeben)	Freie Entscheidung, ob öffentliches Krankenhaus oder Privatklinik
Behandlung durch diensthabenden Arzt	Versicherter wählt den Arzt
Mehrbettzimmer	Wahl zwischen Ein- und Zweibettzimmer
Zuzahlung von 28,- Euro pro Tag für die ersten 28 Tage eines Kalenderjahres	PKV übernimmt die vollen Kosten der Krankenhausbehandlung

Tabelle 3: stationäre Leistungen von GKV und PKV[20]

2.4 Sonstige Leistungen

Die private Pflegeversicherung ist Pflicht für privat krankenversicherte Personen (so wie gesetzlich krankenversicherte Personen automatisch gesetzlich pflegeversichert sind). Die Leistungen sind identisch mit denen der gesetzlichen Pflegeversicherung. Die Beiträge sind einkommensunabhängig. Zahnersatz ist als Sachleistung seit dem 1. Januar 2005 aus dem gesetzlichen Leistungskatalog gestrichen. Befundorientierte Zuschüsse werden aber weiterhin gewährt. Bei der PKV gilt der jeweilige Tarif. Tabelle 3 sind weitere Unterschiede zwischen GKV und PKV zu entnehmen.

---

[18] Bundeszentrale für politische Bildung, URL:
http://www.bpb.de/politik/innenpolitik/gesundheitspolitik/72656/finanzierung-und-verguetung (zuletzt abgerufen am 23.09.2015).
[19] Vgl. Wassmann, H.: 2013, S. 88.
[20] Vgl.: Gesellschaft für Verbraucherinformation, URL:
http://www.vergleich.de/informationen/versicherung/krankenversicherungen/private-krankenversicherungen/gkv-pkv-leistungen.html (zuletzt abgerufen am 23.09.2015).

GKV	PKV
Zahnarzt: befundbezogener Festzuschuss (50% der Regelversorgungskosten), Steigerung bei komplettiertem Bonusheft auf 65% möglich	Zahnarzt: je nach Tarif bis zur vollständigen Erstattung regulärer Behandlungen, 40%-90% Erstattung für aufwändigen Zahnersatz, Zusatzversicherung für GKV- Versicherte möglich
Krankentagegeld: 6 Wochen bei Berufsunfähigkeit, anschließend 70% des Bruttoentgelts/ höchstens 90% des Nettoentgelts, beschränkt auf 78 Wochen innerhalb von 3 Jahren	Krankentagegeld: Nettogehalt = Obergrenze, Versicherter kann festlegen, wann Krankengeld ausgezahlt wird, Zahlung bis Feststellung Arbeitsunfähigkeit oder Renteneintritt
Pflegeversicherung: automatisch, Leistungen je nach Dauer und Grad der Hilfsbedürftigkeit, Beitragshöhe nach Bruttoeinkommen, kinderlose Versicherte zahlen mehr, beitragsfreie Mitversicherung nicht erwerbstätiger Familienangehöriger	Pflegeversicherung: privat nötig, nur Grundversorgung, Aufstockung zusätzlich möglich, Beitragshöhe begrenzt (vom Gesetzgeber geregelt), nicht erwerbsfähige Kinder mitversichert
Auslandskrankenschutz: EU-Auslandskrankenscheine nicht von allen Ärzten/Krankenhäusern akzeptiert, Rücktransport wird nicht bezahlt, Kosten für Leistungen nur nach in Deutschland geltenden Sätzen, Krankenzusatzversicherung unbedingt nötig	Auslandskrankenschutz: kein Auslandskrankenschein nötig, je nach Tarif Schutz uneingeschränkter, gilt i.d.R. weltweit, Rücktransport und sonstige Mittel sind inbegriffen.

Tabelle 3: sonstige Leistungen von GKV und PKV[21]

3 Wahlmöglichkeiten für Versicherte

3.1 Grundlegende Wahlmöglichkeiten

Wahlrecht innerhalb der GKV: Die versicherten Personen in der GKV werden in Mitglieder und Versicherte unterschieden. Als Mitglieder gelten beitragszahlende Pflichtversicherte und freiwillig versicherte Personen. Beitragsfrei mitversicherte Familienangehörige werden als Versicherte, nicht jedoch als Mitglieder bezeichnet. Diese Unterscheidung wirkt sich nicht auf den Leistungsanspruch, wohl aber auf die

---

[21] Vgl.: Gesellschaft für Verbraucherinformation, URL: http://www.vergleich.de/informationen/versicherung/krankenversicherungen/private-krankenversicherungen/unterschied-gkv-pkv.html (zuletzt abgerufen am 23.09.2015).

Wahlberechtigung aus. Für die Wahlen zu den Selbstverwaltungsorganen der GKV sind nur Mitglieder zugelassen.[22]

Wahlfreiheit zwischen Krankenkassen: Personen, die per Gesetz der Versicherungspflicht in einer GKV unterliegen (Pflichtversicherte), haben die Wahlfreiheit zwischen verschiedenen gesetzlichen Krankenkassen. Mitglieder, die sich oberhalb der Versicherungspflichtgrenze befinden, werden automatisch freiwillig versichert und bleiben Mitglied der GKV. Allgemein geöffnete Krankenkassen hingegen müssen alle Versicherten aufnehmen, Kassen eines bestimmten Betriebes/Wirtschaftszweiges müssen alle Versicherten dieses Bereiches aufnehmen. Sie unterliegen dem Kontrahierungzwang.[23]

Wahlleistungen: Versicherten der GKV bietet die PKV Zusatzleistungen für einzelne Leistungsarten an. Somit können auch GKV-Versicherte individuelle Zusatzversicherungen abschließen und die Grundversorgung der GKV nach ihren Bedürfnissen erweitern.[24] Zusatzleistungen werden vor allem im stationären Leistungssektor genutzt. Auch für Seh- und Hörhilfen oder Zahnersatz werden spezielle Versicherungen abgeschlossen.

3.2 Eingeschränkte Wahlmöglichkeiten

Wahl zwischen GKV und PKV: Versicherte der PKV sind vorrangig Arbeiter und Angestellte mit einem Einkommen oberhalb der Versicherungspflichtgrenze der GKV, Selbständige, Freiberufler und Beamte. Das bedeutet, dass ca. drei Viertel der Bevölkerung keine Wahlfreiheit zwischen einer GKV-Versicherung und einer Vollversicherung bei der PKV haben. Dieser Personenkreis ist somit von einem Wettbewerb zwischen den beiden Versicherungsformen ausgeschlossen.

---

[22] Vgl. Wassmann, H.: 2013, S. 27.
[23] Bundesgesundheitsministerium, URL:
http://www.bmg.bund.de/glossarbegriffe/k/kontrahierungszwang.html (zuletzt abgerufen am 23.09.2015).
[24] Verband der Privaten Krankenversicherung e.V., URL:
https://www.pkv.de/themen/krankenversicherung/zusatzversicherung/zusatzversicherung-zum-gkv-schutz/ (zuletzt abgerufen am 23.09.2015).

Versicherte je System in Mio.

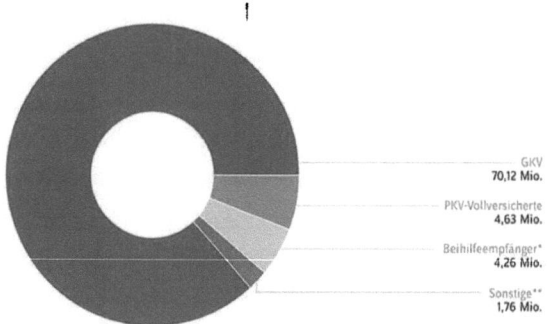

GKV
70,12 Mio.

PKV-Vollversicherte
4,63 Mio.

Beihilfeempfänger*
4,26 Mio.

Sonstige**
1,76 Mio.

* Der Beihilfesatz variiert zwischen 50 % und 80 %, meist mit ergänzender privater Krankenversicherung.
** Gefangene, Grenzgänger, Zeit- und Berufssoldaten etc.
Darstellung: GKV-Spitzenverband; Quelle: Amtliche Statistik KM 1 Dezember 2013,
Statistisches Bundesamt, Zahlenbericht der PKV 2013

Abb. 1: Versicherte je System in Mio.[25]

Die echte Wahl zwischen PKV und GKV hat demnach nur ein kleiner Personenkreis. Sofern sie nicht selbständig tätig sind oder über ein eigenes Einkommen (nach gesetzlich definierter Höhe) verfügen, sind Kinder (bis zur Vollendung 18. Lebensjahres) und Ehegatten eines GKV-Mitgliedes beitragsfrei mitversichert. Nicht erwerbstätige Kinder sind bis zum 23. Lebensjahr und während einer Schul- oder Berufsausbildung bis zum 25. Lebensjahr mitversichert. Zum hohen Anteil der GKV-Versicherten trägt also vor allem die Familienversicherung[26] bei, da die Wahl für die GKV zum größten Teil von abhängig beschäftigten, verheirateten Personen mit Kindern getroffen wird.

Wechselmöglichkeiten zwischen PKV und GKV: Theoretisch sind Wechselmöglichkeiten vorhanden, die jedoch faktisch eingeschränkt sind. Für Beamte, die durch ihren Arbeitgeber Beihilfe und im Fall von Arbeitsunfähigkeit Lohnfortzahlung erhalten, lohnt sich der Wechsel von der PKV in die GKV finanziell

---

[25] GKV-Spitzenverband, URL: https://www.gkv-spitzenverband.de/presse/zahlen_und_grafiken/zahlen_und_grafiken.jsp#lightbox (zuletzt abgerufen am 24.09.2015).
[26] § 10 SGB V (Stand 24.09.2015).

von vornherein nicht. Der Dienstherr gewährt für Kinder des versicherten Beamten Beihilfe, deshalb kann dieser auch seine Familie zu günstigen Tarifen privat versichern.[27] Von Seiten des Gesetzgebers gibt es spezielle Bedingungen, welche den schnellen Wechsel von der PKV in die GKV verhindern sollen.[28] Damit wird unterbunden, dass Menschen im jungen Alter die günstigen Tarife der PKV und später im höheren Alter die Vorteile der GKV nutzen. Für den Wechsel in die GKV muss bei Angestellten das Einkommen ein Jahr unter die Versicherungspflichtgrenze sinken, Selbständige müssen in ein Angestelltenverhältnis mit einem Einkommen unterhalb der Versicherungspflichtgrenze wechseln oder nach Aufgabe der Selbständigkeit in die Familienversicherung des Partners eintreten. Berufsanfänger dürfen allerdings sofort in die GKV (unabhängig vom Gehalt), ebenso Studenten, die im Studium bei der GKV versichert waren. Arbeitslose werden automatisch GKV-versichert. Eine wichtige Grenze ist das 55.Lebensjahr. Danach ist ein Wechsel in die GKV sehr erschwert bis gar nicht mehr möglich. Es sollte auch bedacht werden, dass die Altersrückstellung der PKV bei einem Wechsel in die GKV verloren geht.

4 Gestaltungsmöglichkeiten zur Leistungs- und Ausgabensteuerung

4.1 Möglichkeiten der GKV

Die GKV verfolgt, seit der Einführung des GKV-Gesundheitsreformgesetzes 2000 und des GKV-Modernisierungsgesetztes 2003, Ansätze des Managed Care[29] als Option zu Reform des Gesundheitswesens, um Kostensenkung in der medizinischen Versorgung zu erreichen und die Qualität zu verbessern. Widerstände hinsichtlich der amerikanischen Herkunft und damit Zweifel an der Durchführbarkeit in Deutschland werden mehr und mehr überwunden. Pilotprojekte der integrierten Versorgung[30] stoßen gleichermaßen auf Akzeptanz bei Versicherten und Leistungserbringern. Die Kostensenkung wirkt sich allerdings nicht in allen Bereichen aus, da spezielle Qualitätssicherungsprogramme zu erhöhten Verwaltungskosten

---

[27] Beamten-Infoportal, URL: http://www.beamten-infoportal.de/wissenswertes/rueckkehr-gesetzliche-krankenversicherung/ (zuletzt abgerufen am 30.09.2015).
[28] Handelsblatt, URL: http://www.handelsblatt.com/finanzen/vorsorge/versicherung/systemwechsel-wer-von-der-pkv-in-die-gkv-zurueck-kann/6047138-2.html (zuletzt abgerufen am 30.09.2015).
[29] Ärzteblatt, URL: http://www.aerzteblatt.de/archiv/43751/Managed-Care-in-Deutschland-Sechs-Thesen-zur-Einfuehrung (zuletzt aufgerufen am 02.10.2015).
[30] §§ 140a-d SGB V.

führen. Diese sind unbedingt notwendig, um die Prozess- und Ergebnisqualität zu sichern. Die Wirtschaftlichkeit wird durch Langzeitstudien untersucht. Weitere wichtige Managed-Care-Instrumente wie Gatekeeper-Modelle, selektives Kontrahieren und Guidelines werden ansatzweise realisiert. Bisher findet in Deutschland vor allem eine freiwillige Teilnahme an Desease-Management-Programmen (DMP) statt. In Sachsen gibt es beispielsweise erfolgreiche DMP u.a. zum Krankheitsbild Brustkrebs.[31] Rechtliche Rahmenbedingungen zum Managed Care sind vorhanden und es liegt an den Akteuren (Krankenkassen, Leistungserbringern, Führungen der Managed-Care-Modelle und Versicherten), diese zu nutzen. Die Herausforderung besteht in der Orientierung und Wahl zwischen medizinischen Möglichkeiten, Wirtschaftlichkeit und Ethik. Ebenso darf die Patientenversorgung weder in eine patientenschädigende Unterversorgung, noch eine wirtschaftlich schädigende Überversorgung kippen. Auch eine bessere Vernetzung der Akteure untereinander ist geboten, um die Kommunikations- und Kompromissfähigkeit zu fördern. Der Selbstbehalttarif und diverse Bonusmodelle sind weitere Instrumente der Versichertensteuerung. Allerdings werden diese Maßnahmen durch ihre teils speziellen Teilnahmebedingungen auch kritisch betrachtet.[32]

4.2 Möglichkeiten der PKV[33]

Versicherungsverträge: Hier hat die PKV im Gegensatz zur GKV großen Gestaltungsspielraum. Das Versicherungsrisiko wird durch Selbstbeteiligungen, Beitragsrückerstattungen und Leistungsobergrenzen des Versicherten bestimmt und auf ihn übertragen. Als Konsequenz hat der Versicherte die Verantwortung dafür, ob er Leistungen in Anspruch nimmt und wenn ja, welche und zu welchem Preis. Das günstigste Preis-Leistungsverhältnis muss er selbst recherchieren. Hindernisse dabei können fehlendes medizinisches Wissen, schlechte Beratung, fehlende

---

[31] KVS, URL: http://www.kvs-sachsen.de/mitglieder/disease-management-programm/ (zuletzt abgerufen am 02.10.2015).
[32] Stiftung Warentest, URL: https://www.test.de/Krankenkassentarife-mit-Selbstbehalt-Kranke-zahlen-drauf-4132628-0/ (zuletzt abgerufen am 02.10.2015).
[33] WIdO, URL: http://www.wido.de/fileadmin/wido/downloads/pdf_gesundheitssystem/wido_ges_pub_fairwettbew2006_0110.pdf, S.78-83 (zuletzt abgerufen am 02.10.2015).

Markttransparenz und/oder Zeitdruck sein. Bei kostenintensiven Fällen kann ein Case-Management seitens der PKV beratend eingesetzt werden.

Vergütung der Leistungserbringer: Der Leistungserbringer trifft die Nachfrageentscheidung, wenn der Patient aus den schon genannten Gründen keine Entscheidung treffen kann. Diese Tatsache geht mit einem erhöhten Handlungsspielraum des Leistungserbringers einher, der theoretisch zur Einkommenssteigerung genutzt werden kann. Leistungserbringer im Krankenhaus erhalten Anreize für einen effizienten Ressourceneinsatz und effiziente Koordination von nachfolgenden Behandlungsmaßnahmen durch die Fallpauschalenvereinbarung.[34] Eine weitere Orientierungsgröße für die Vergütungshöhe ist die Morbidität eines Patienten, welche einen zusätzlichen Berechnungsfaktor zum individuellen Risiko darstellt. Eine Steuerung kann aber auch über Risikobeteiligung der Leistungserbringer erfolgen und damit eine stabilere finanzielle Absicherung erreicht werden.

Selektive Kooperation mit Leistungserbringern: Das PKV-Unternehmen wählt effiziente und qualitativ hochwertige Leistungen garantierende Leistungserbringer aus und regt somit einen Preis- und Qualitätswettbewerb an. Die Wahlfreiheit der Leistungserbringer kann im Versicherungsvertrag beschränkend festgelegt werden. Kooperationen können als Unternehmensbeteiligungen oder virtuelle Integration in Erscheinung treten. Der Kooperationsvertrag enthält Vereinbarungen über Honorare und Planungs- und Kontrollinstrumente. Vertragliche Lösungen zur integrierten Versorgung regelt das SGB V, sie gelten somit nicht für die PKV.

5 Selektionskriterien

5.1 Einkommen

Wie bereits dargestellt, beschränkt sich die Wahlfreiheit zwischen GKV und PKV auf Personen, die nicht pflichtversichert sind. Daraus ergibt sich zwangsläufig ein sehr hohes Einkommen für privat versicherte Arbeiter und Angestellte, da nur Personen

---

[34] medinfo, URL: http://medinfoweb.de/apps/webeditor/files/fpv_2006.pdf (zuletzt abgerufen am 02.10.2015).

dieses Sektors mit hohem Verdienst Anreize für die private Versicherung bekommen. Gut verdienende Selbständige sollen durch finanzielle Anreize dazu bewogen werden, sich privat zu versichern. Laut „WIdOmonitor" (im Folgenden WIdO genannt) lässt sich die Einkommensselektion empirisch beobachten.[35] Das Gesamteinkommen lag bei PKV-Versicherten im Jahre 2003 demnach in jeder Statusgruppe teilweise deutlich über dem der GKV-Versicherten. Laut Angabe hatten Angestellte und Arbeiter, die in der GKV versichert waren, ein Durchschnittseinkommen von 28.476 Euro. Angestellte und Arbeiter, die in der PKV versichert waren, hatten 55.317 Euro. Auch bei den rechnerischen Durchschnittsbeiträgen je Beitragszahler und Monat bei einem durchschnittlichen Beitragssatz von 14,3% (2003) war der Unterschied bei den Angestellten und Arbeitern am größten. Der Beitrag bei der GKV betrug 275 Euro, bei der PKV hingegen 418 Euro.[36] WIdO hat hier jeweils eigene Berechnungen auf der Grundlage des Sozio-ökonomischen Panels und dem Mikrozensus 2003 angestellt. Die PKV entzieht der GKV somit durch die Möglichkeit der Einkommensselektion ein hohes Beitragsaufkommen. Diese Mittel gelangen nicht vollständig wieder zurück in das Gesundheitssystem.[37]

5.2 Morbidität

Für die kleine Gruppe der Personen mit Wahlrecht zwischen GKV und PKV ist der Gesundheitszustand (neben den Faktoren Einkommenshöhe, Anzahl Familienangehöriger und individuellen Präferenzen) ein entscheidendes Kriterium für die Art der Versicherung. Ist die Morbidität das einzige sich unterscheidende Kriterium, bestehen mehr Anreize für eine Versicherung bei der GKV, was in der Konsequenz einen Vorteil für die PKV bedeutet.[38] In der PKV ist bei einem großen Krankheitsrisiko mit Prämienzuschlägen und Versicherungsausschlüssen zu rechnen, in der GKV sind die Beiträge (auf Krankheiten bezogen) risikounabhängig.

---

[35] WIdO, URL:
http://www.wido.de/fileadmin/wido/downloads/pdf_gesundheitssystem/wido_ges_pub_fairwettbew200
6_0110.pdf, S. 32 (zuletzt abgerufen am 05.10.2015).
[36] Ebenda, S. 37.
[37] WIdO, URL:
http://www.wido.de/fileadmin/wido/downloads/pdf_gesundheitssystem/wido_ges_pub_fairwettbew200
6_0110.pdf , S.47 (zuletzt abgerufen am 05.10.2015.)
[38] Ebenda, s. 67.

13

Nach Untersuchungen von WIdO lässt sich feststellen, dass im 1. Quartal 2006 der Anteil der wahlberechtigten Erkrankten der GKV bei 42%, der PKV hingegen nur bei 28% lag. Der Chroniker-Anteil betrug bei der GKV 33%, bei der PKV nur 23%.[39] Die daraus resultierende Leistungsinanspruchnahme wirkt sich essentiell auf die Finanzierung des Gesundheitssystems aus. Bei GKV-Versicherten betrug die durchschnittliche Anzahl der Krankenhausnächte 0,9 und bei PKV-Versicherten nur 0,3. Die Anzahl der Arztbesuche GKV-Versicherter lag bei 4,4, bei PKV-Versicherten bei 3,2. Auch bei der Medikamenteneinnahme lässt sich ein Unterschied beobachten. Regelmäßige Medikation bestand bei 34% der GKV-Versicherten und nur 21% der PKV-Versicherten. Die Ergebnisse sprechen für eine signifikante Risikoselektion beider Kassenarten durch die derzeit vorhandenen Wahlmöglichkeiten. Bei der Betrachtung des gesamten Versicherungsbestandes (also auch der nicht wahlberechtigten Versicherten) fallen die Unterschiede zwischen Morbidität und Leistungsinanspruchnahme geringer aus, sind aber dennoch vorhanden und deutlich zu erkennen.

6 Beurteilungen von GKV und PKV durch Versicherte

Eine wichtige zu erfragende Dimension im Vergleich der Kassen ist die subjektive Zufriedenheit der Versicherten. WIdO befragte die Personen nach den jeweiligen Systemmerkmalen der beiden Versicherungsarten und ihrer Einstellung zu Reformoptionen. Im Ergebnis zeigte sich in der Bevölkerung eine tiefe Verankerung der zentralen Elemente der solidarischen Krankenversicherung. Das Bedürfnis eines umfassenden Versicherungsschutzes ist hoch. Die Versicherten beider Kassenarten befürchten allerdings steigende Beiträge und Qualitätseinbußen bei der Leistungserbringung. Allerdings würden höhere Beiträge einer Einschränkung der Leistungen vorgezogen. Die zentralen Systemmerkmale stoßen bei beiden Versicherungsarten auf die Akzeptanz der Versicherten. Das Äquivalenzprinzip, der fehlende Kontrahierungszwang und die Portabilität von Altersrückstellungen bei der PKV werden sowohl von GKV-Versicherten als auch von PKV-Versicherten kritisch bewertet. Die Präferenzen der Bürger für Reformvorschläge gehen in folgende

---

[39] Ebenda, S.71.

Richtungen: GKV-Versicherte wollen eine Beteiligung der PKV-Versicherten am Solidarausgleich. PKV-Versicherte wollen die Trennung der Krankenversicherungssysteme beibehalten.[40] Die Ärztezeitung[41] äußert sich mit 81% (der Leistung) und 65% (mit dem Preis) zufriedenen PKV-Versicherten. Privatversicherte seien zufriedener mit den Leistungen als Kassenpatienten, anders beim Preis. Hier sind die gesetzlich Versicherten laut Studie des Krankenversicherers „Continentale" zufriedener. Insgesamt scheint die Zufriedenheit gesetzlich Versicherter so hoch wie nie zu sein. 70% sind mit den Leistungen zufrieden, immerhin 68% beim Preis. Die Skepsis ob der zukünftigen Entwicklung des Gesundheitssystems bei gesetzlich Versicherten ist von 48% im Vorjahr auf 43% gesunken.

7 Fazit und Ausblick

Unser Gesundheitssystem wird sich weiter entwickeln und verändern. Dabei ist nicht sicher vorhersehbar, in welche Richtung die Entwicklung in ferner Zukunft strebt. Wird der Wettbewerb zwischen GKV und PKV wirklich fairer gestaltet und gültige Wettbewerbsbedingungen geschaffen werden oder wird das Zukunftsmodell eine Einheitskasse (wie von einigen Bürgern gefordert wird) sein? Für letztere fehlen die differenzierenden Steuerungsvor- und Nachteile wie sie in der GKV und PKV vorhanden sind. Gesundheitsreformen sollten sich daher auf die Steuerungsrolle von Krankenversicherungen im Versicherungs- und Versorgungsmarkt der Zukunft konzentrieren. Die PKV steckt derzeit in einem Einstiegswettbewerb fest und kann nur bei Vertragsschluss das Prämienrisiko einschätzen. Die GKV gilt trotz Neuerungen im SGB V weiterhin nicht als Unternehmen im Sinne des Wettbewerbsrechtes. Für eine Wettbewerbsorientierung wird dadurch eine wichtige Grundregel verletzt.[42]

---

[40] WIdO, URL:
http://www.wido.de/fileadmin/wido/downloads/pdf_gesundheitssystem/wido_ges_pub_fairwettbew200 6_0110.pdf, S.155 (zuletzt aufgerufen am 07.10.15).
[41] Ärztezeitung Nr. 181 vom 21.09.2015, URL: https://www.wiso-net.de:443/document/AEZT__000894485 (zuletzt aufgerufen am 07.10.15).
[42] Vgl. ifo Schnelldienst 19/2013 – 66. Jahrgang – 15. Oktober 2013, S.6 (zuletzt abgerufen am 07.102015).

Interessant ist das Plädoyer von Trendforscher Matthias Horx für eine „Japanisierung" des Gesundheitssystems. Basis ist die Beobachtung, dass in Japan Gesundheit etwas mit Bildung zu tun hat und dort die gesündesten Senioren der Welt leben. Bereits in der Schule werden die Fächer Ernährung und Bewegung unterrichtet, was auf eine sportliche Ausprägung im Alltag bis hin zum Seniorensport abzielt. Die Vernetzung zwischen Patienten und Medizinern funktioniere dank des Einsatzes technischer Hilfsmittel, geeigneter Software und Datenübertragungen besser. Auch in Unternehmensführungen sei Gesundheit als Führungskompetenz längst angekommen. In Japan würde Salutogenese stärker betrieben als in den USA, wo seiner Meinung nach eher ein pathogenetischer Blick vorherrsche. Er kreiert den Begriff „Selfness" als bewusste Steuerungsgewalt über Körper, Geist und Seele.[43] Mag diese Herangehensweise auch übertrieben anmuten und vielleicht eher marketingorientiert sein, wird doch eines deutlich: Der einzelne Mensch wird mehr in die Verantwortung für sein eigenes Leben und seine eigene Gesundheit genommen. Diese Grundeinstellung sollten Versicherte der GKV und PKV gleichermaßen haben, um Neuerungen im System voranzubringen.

Einen eher „amerikanischen/internationalen Blick" auf die Zukunft im Gesundheitssystem hat die Barmer GEK[44] und soll hier als Vertreter für die GKV stehen. Zukünftige Reformen sollen darauf abzielen, den Wertbeitrag des Gesundheitswesens für den Einzelnen wie auch die Gesellschaft zu erhöhen. Medizinische Versorgung soll demnach menschlich wertschöpfend und weniger wirtschaftlich ausgerichtet sein. Informationen sollen besser zugänglich sein, um Struktur-, Prozess- und Ergebnisqualität transparenter gestalten zu können. So soll auch eine verbesserte Kommunikation zwischen Geldgebern, Patienten und Leistungserbringern entstehen. Diese Perspektive stärkt eher die Krankenkassen. Sie sollen vom passiven Zahler zum aktiven Gestalter von Versorgungsleistungen für ihre Versicherten werden. Als interessantes Finanzierungsmodell werden die „Health Saving Accounts" aus den USA vorgestellt. Das ist ein steuerbegünstigtes Ansparmodell, aus dem Wahlleistungen finanziert werden können. Prozessorientierte Medizin mit sektorübergreifenden Behandlungspfaden sollen größere Effizienz und

---

[43]   Westfalenpost,   URL: http://www.derwesten.de/wp/wp-info/ein-blick-in-die-zukunft-des-gesundheitssystems-id368959.html (zuletzt aufgerufen am 07.10.2015).
[44] Barmer GEK, URL: http://www.barmer-gek.de/barmer/web/Portale/Versicherte/Komponenten/gemeinsame PDF Dokumente/Publikatione n/6- 20Wernicke.property=Data.pdf (zuletzt abgerufen am 07.10.15).

Effektivität versprechen. Aber auch der amerikanische Trend mit elektronischer Patientenkarte und Online-Gesundheitsmanagement macht deutlich: der Patient ist informierter, bekommt mehr Entscheidungsmacht (aber auch Entscheidungsdruck) und ist somit in seiner Eigenverantwortung mehr denn je gefordert.

Literaturverzeichnis

Wassmann, H: Aufgaben und Akteure im Gesundheitswesen, Studienbrief der SRH FernHochschule Riedlingen, Riedlingen 2013

Sozialgesetzbuch (SGB) Fünftes Buch (V) – Gesetzliche Krankenversicherung – vom 20. Dezember 1988 (BGBl. I S. 2477), zuletzt geändert durch Art. 3 des Gesetzes vom 26.06.2013 (BGBl. I S. 1738)

Internetquellen

AOK   Bundesverband,   URL: http://www.aok-bv.de/politik/reformaktuell/reformglossar/index_00677.html. (zuletzt abgerufen am 23.09.2015)

AOK Bundesverband, URL: http://www.aok-bv.de/lexikon/a/index_00034.html (zuletzt abgerufen am 23.09.2015).

Beamten-Infoportal,   URL: http://www.beamten-infoportal.de/wissenswertes/rueckkehr-gesetzliche-krankenversicherung/

Ärzteblatt, URL: http://www.aerzteblatt.de/archiv/43751/Managed-Care-in-Deutschland-Sechs-Thesen-zur-Einfuehrung

Ärztezeitung Nr. 181 vom 21.09.2015, URL: https://www.wiso-net.de:443/document/AEZT__000894485

Barmer   GEK,   URL: http://www.barmer-gek.de/barmer/web/Portale/Versicherte/Komponenten/gemeinsame__PDF__Dokumente/Publikationen/6-_20Wernicke,property=Data.pdf

Bundesgesundheitsministerium,
URL: http://www.bmg.bund.de/themen/krankenversicherung/ambulante-versorgung/aerztliche-verguetung.html

Bundesgesundheitsministerium,
URL: http://www.bmg.bund.de/glossarbegriffe/k/kontrahierungszwang.html

Bundeszentrale für politische Bildung,

URL:

http://www.bpb.de/politik/innenpolitik/gesundheitspolitik/72530/sachleistungsprinzip?
p=all (zuletzt abgerufen am 23.09.2015).

Bundeszentrale für politische Bildung,

URL:

http://www.bpb.de/politik/innenpolitik/gesundheitspolitik/169799/kostenerstattungspri
nzip (zuletzt abgerufen am 23.09.2015).

Bundeszentrale für politische Bildung,

URL: http://www.bpb.de/politik/innenpolitik/gesundheitspolitik/72646/strukturen-und-
inanspruchnahme?p=0

Gebührenordnung für Ärzte (GOÄ),

URL: www.pkv.de/service/rechtsquellen/gesetze-und-
verordnungen/gebuehrenordnung-fuer-aerzte-goae.pdf

Gesellschaft für Verbraucherinformation,

URL:

http://www.vergleich.de/informationen/versicherung/krankenversicherungen/private-
krankenversicherungen/gkv-pkv-unterschiede.html   (zuletzt   abgerufen   am
23.09.2015).

Gesellschaft für Verbraucherinformation,

URL:

http://www.vergleich.de/informationen/versicherung/krankenversicherungen/private-
krankenversicherungen/gkv-pkv-leistungen.html (zuletzt abgerufen am 23.09.2015)

Gesellschaft für Verbraucherinformation,

URL:

http://www.vergleich.de/informationen/versicherung/krankenversicherungen/private-
krankenversicherungen/unterschied-gkv-pkv.html   (zuletzt   abgerufen   am
23.09.2015).

Verband der Privaten Krankenversicherung e.V.,

URL:

https://www.pkv.de/themen/krankenversicherung/zusatzversicherung/zusatzversicher
ung-zum-gkv-schutz/

GKV-Spitzenverband,   URL: https://www.gkv-
spitzenverband.de/presse/zahlen_und_grafiken/zahlen_und_grafiken.jsp#lightbox

Handelsblatt,

19

URL: http://www.handelsblatt.com/finanzen/vorsorge/versicherung/systemwechsel-wer-von-der-pkv-in-die-gkv-zurueck-kann/6047138-2.html

ifo Schnelldienst 19/2013 – 66. Jahrgang – 15. Oktober 2013

KVS Sachsen, URL: http://www.kvs-sachsen.de/mitglieder/disease-management-programm/

medinfo, URL: http://medinfoweb.de/apps/webeditor/files/fpv_2006.pdf

Stiftung Warentest, URL: https://www.test.de/Krankenkassentarife-mit-Selbstbehalt-Kranke-zahlen-drauf-4132628-0/

Westfalenpost, URL: http://www.derwesten.de/wp/wp-info/ein-blick-in-die-zukunft-des-gesundheitssystems-id368959.html

WldOmonitor,

URL:

http://www.wido.de/fileadmin/wido/downloads/pdf_gesundheitssystem/wido_ges_pub_fairwettbew2006_0110.pdf

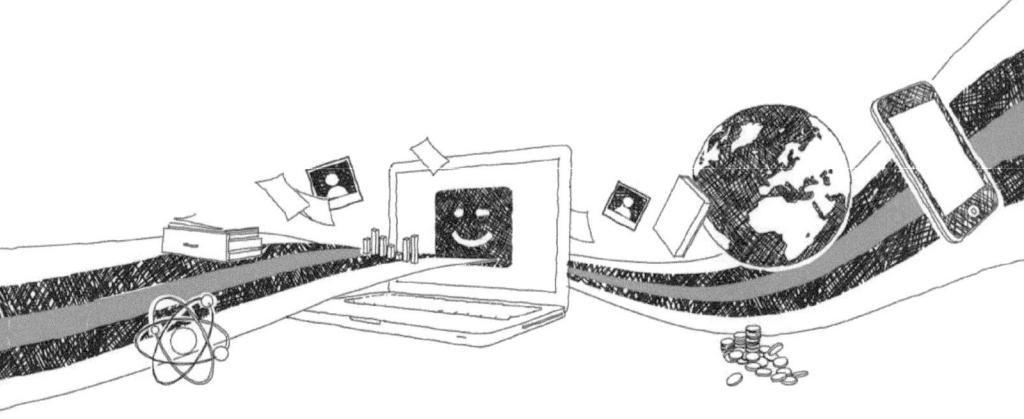
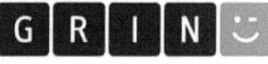